AF363629

RÉSUMÉ

DE

POSOLOGIE

—

RENSEIGNEMENTS DIVERS

PREMIER TRIMESTRE 1892

JANVIER	FÉVRIER	MARS
Les jours croissent de 1 h. 4 m.	Les jours croissent de 1 h. 30 m	Les jours croissent de 1 h. 48 m.
P. Q. le 7.	P. Q. le 5.	P. Q. le 5.
P. L. le 14.	P. L. le 12.	P. L. le 13.
D. Q. le 22.	D. Q. le 21.	D. Q. le 21.
N. L. le 29.	N. L. le 28.	N. L. le 28.

	JANVIER			FÉVRIER			MARS
V	1 CIRCONCISION	L	1 s. Ignace	M	1 *Mardi-gras*
S	2 s. Basile év.	M	2 PURIFICATION	M	2 *Cendres*
D	3 se Geneviève	M	3 s. Blaise	J	3 se Cunégonde
L	4 s. Rigobert	J	4 s. Gilbert	V	4 s. Casimir
M	5 se Émilienne	V	5 se Agathe	S	5 s. Adrien
M	6 EPIPHANIE	S	6 s. Amand, év.	D	6 *Quadragésime*
J	7 s. Théodore	D	7 s. Romuald	L	7 s. Thom. d'A.
V	8 s. Lucien	L	8 s. Jean	M	8 s. Jean D.
S	9 s. Julien	M	9 se Apolline	M	9 se Franç. QT
D	10 s. Paul, erm.	M	10 se Scholast.	J	10 s. Blanchard
L	11 se Hortense	J	11 s. Séverin.	V	11 s. Firmin
M	12 s. Arcade	V	12 se Eulalie	S	12 s. Grégoire
M	13 Bapt. de N.S.	S	13 s. Lézin	D	13 *Reminiscere*
J	14 s. Hilaire	D	14 *Septuagésime*	L	14 47 Martyrs
V	15 s. Maur	L	15 se Georgina	M	15 s. Zacharie
S	16 s. Guillaume	M	16 s. Elie.	M	16 s. Cyriaque
D	17 s. Antoine	M	17 s. Théodule	J	17 se Gertrude
L	18 Ch. de S. P.	J	18 s. Flavien	V	18 s. Alexandre
M	19 s. Sulpice	V	19 s. Gabin	S	19 s. Joseph
M	20 s. Sébastien	S	20 s. Euchère	D	20 *Oculi*
J	21 se Agnès	D	21 *Sexagésime*	L	21 s. Benoît
V	22 s. Vincent	L	22 se Isabelle	M	22 se Epaphrod.
S	23 s. Ildefonse	M	23 s. Milburge	M	23 s. Victorien
D	24 s. Babylas	M	24 s. Mathias	J	24 s. Siméon
L	25 C. de S. Paul	J	25 s. Victor	V	25 ANNONCIATION
M	26 se Paule	V	26 s. Nestor	S	26 s. Ludger
M	27 se Angélique	S	27 se Honorine	D	27 *Lætare*
J	28 s. Charlemag.	D	28 s. Rom. *Quinq.*	L	28 s. Gontran
V	29 s. F. de Sales	L	29 s. Aurille	M	29 S. Frisque
S	30 se Savine		N. d'or. 12. Ep. I	M	30 s. Pasteur
D	31 se Marcelle		C.s. 25 I.R 5. L. d. CR	J	31 se Balbine

RÉSUMÉ DE POSOLOGIE

MAXIMA POUR LES ADULTES

La dose pour les adultes étant l'unité, on administrera :

Pour les enfants de 10 à 15 ans. . 1/2 dose.
   —   —   5 à 10 ans. . 1/4 de dose.
   —   —   2 à 5 ans. . 1/8   —

	En une fois	En 24 heures
Acétanilide.	0.25	1.00
Acétate de cuivre. . . .	0.10	0.40
— de plomb. . . .	0.10	0.40
Acide arsénieux	0.003	0.01
— cyanhydrique méd.	0.05	0.20
— oxalique.	0.30	1 00
— phosphorique . .	1.00	5.00
— valérianique. .	X gouttes	XL gouttes
Aconit (feuilles)	0.25	1.00
Aconitine amorphe. . .	0.001	0.00%
— cristallisée. .	0.00025	0.001
Agaric blanc.	0.05	0.25
Agaricine.	0.015	0.05
Alcoolature d'aconit . .	0.30	0.60
Aloïne	0.30	0.60
Amylène (hydrate) . . .	4.00	8.00
Anémonine	0.03	0.10
Antifébrine	1.00	3.00

L'intervalle laissé entre chaque lettre alphabétique permettra au praticien de compléter ces notes.

DEUXIÈME TRIMESTRE

	AVRIL		MAI		JUIN
	Les jours croissent de 1 h. 40 m.		Les jours croissent de 1 h. 16 m.		Les jours croissent de 14 m.
	P. Q. le 4.		P. Q. le 3.		P. Q. le 2.
	P. L. le 12.		P. L. le 11.		P. L. le 10.
	D. Q. le 20.		D. Q. le 19.		D. Q. le 17.
	N. L. le 26.		N. L. le 26.		N. L. le 24.
V	1 sᵉ Valérie	D	1 s. Philip., s.J.	M	1 s. Pamphile
S	2 s. Fr. de Paul	L	2 s. Athanase	J	2 O. de l'Asc.
D	3 PASSION	M	3 Inv.de laS⸱C.	V	3 sᵉ Clotilde
L	4 s. Ambroise	M	4 sᵉ Monique	S	4 s. Quirin
M	5 s. Prudent	J	5 Conv. s. Aug.	D	5 PENTECOTE
M	6 s. Célestin	V	6 s. Jean P. L.	L	6 s. Claude
J	7 s. Clotaire	S	7 s. Stanislas	M	7 sᵉ Havenne
V	8 s. Edèze	D	8 s. Désiré	M	8 s. MédardQ'T
S	9 s. Eudes	L	9 s. Grégoire	J	9 sᵉ Pélagie
D	10 RAMEAUX	M	10 s. Antony	V	10 s. Landri
L	11 s. Léon	M	11 s. Mamert	S	11 s. Barnabé
M	12 s. Jules	J	12 sᵉ Flavie	D	12 TRINITÉ
M	13 s. Justin	V	13 s. Gervais	L	13 s. Ant. de P.
J	14 s. Tiburce	S	14 s. Pons	M	14 s. Rufin
V	15 *Vendr.-Saint*	D	15 s. Isidore	M	15 sᵉ Modeste
S	16 s. Lambert	L	16 s. Honoré	J	16 FÊTE-DIEU
D	17 PAQUES	M	17 s. Restitut	V	17 s. Avit
L	18 s. Parfait	M	18 s. Venant	S	18 sᵉ Marine
M	19 s. Timon	J	19 s. Yves	D	19 s.Gerv., s. P.
M	20 s. Marcellin	V	20 s. Bernardin	L	20 s. Silvère
J	21 s. Anselme	S	21 s. Hospice	M	21 s. Leufroy
V	22 s. Théodore	D	22 sᵉ Julie	M	22 s. Paulin
S	23 s. Georges	L	23 *Rogations*	J	23 O. de la F.-D.
D	24 QUASIMODO	M	24 s. Donatien	V	24 Nat. s. J.-B
L	25 s. Marc	M	25 s. Urbain	S	25 s. Prosper
M	26 sᵉ Espérance	J	26 ASCENSION	D	26 s. Sauve
M	27 s. Anastase	V	27 s. Hildebert	L	27 s. Cressent
J	28 s. Vital	S	28 s. Germain	M	28 s. Irénée
V	29 s. Robert	D	29 s. Maximin	M	29 s. Pier.,s.P.
S	30 s. Eutrope	L	30 s. Félix	J	30 s. Martial
		M	31 sᵉ Pétronille		

Le Goudron Freyssinge sert à préparer instantanément une excellente eau de goudron que l'on boit aux repas au lieu d'eau ordinaire. (Affections chroniques des voies respiratoires et des voies urinaires.)

	En une fois	En 24 heu.es
Antipyrine	0.75	2.00
Apiol	1.00	4.00
Apomorphine	0.02	0.08
Arbutine	1.00	4.00
Arséniates	0.005	0 02
Asparagine	0.10	0.30
Atropine et sels	0.001	0.004
Baptisine	0.03	0.10
Belladone (feuilles)	0.20	0.60
— (racine)	0.15	0.50
Benzol	1.00	6.00
Bétol (salicy. de napthol)	0.25	2.00
Bi-chlorure de mercure	0.02	0.08
Bi-iodure de mercure	0.03	0.10
Bromhydrate de cicutine	0.02	0.06
— de conicine	0.005	0.03
— de hyosc.	0.001	0 003
Bromoforme	II gouttes	V gouttes
Bromure d'arsenic	0.01	0.02
— d'éthyle	XX gouttes	XXX gouttes
— d'éthylène	V gouttes	XX gouttes
— de nickel	0.50	1.50
Brucine	0.01	0.03
Caféine	0.25	2.00
Calomel	1.25	2.50
Camphre	0.20	1.00
Cannabinone	0.10	0.30

TROISIÈME TRIMESTRE

JUILLET	AOUT	SEPTEMBRE
Les jours décroissent de 57 m.	Les jours décroissent de 1 h. 35 m.	Les jours décroissent de 1 h. 45 m.
P.Q.le 2 | D.Q.le 17	P. L. le 8.	P. L. le 6.
P.L.le 10 | N.L.le 23	D. Q. le 15.	D. Q. le 13.
P. Q. le 31.	N. L. le 22.	N. L. le 21.
	P. Q. le 30.	P. Q. le 29.

	JUILLET			AOUT			SEPTEMBRE
V	1	s* Éléonore	L	1	s. Léonce	J	1	s. Leu, s. Gil.
S	2	*Visit.de N.-D.*	M	2	s. Etienne, p.	V	2	s. Justin
D	3	s. Anatole	M	3	Inv. s. Etienne	S	3	s. Grégoire
L	4	s* Berthe	J	4	s. Dominique	D	4	s* Rosalie
M	5	s* Zoé, m.	V	5	s. Cassien. év.	L	5	s. Berlin
M	6	s. Tranquille	S	6	Transflg. N-S	M	6	s* Reine
J	7	s. Aubierge	D	7	s. Albert	M	7	s. Cloud
V	8	s. Procope	L	8	s* Léonide	J	8	Nat. de N.-D.
S	9	s. Cyrille	M	9	s. Firme	V	9	s. Omer
D	10	s* Félicité	M	10	s. Laurent	S	10	s* Pulchéria
L	11	Tr. s. Benoît	J	11	s* Suzanne	D	11	s. Hyacinthe
M	12	s. Gualbert	V	12	s* Claire	L	12	s. Raphaël
M	13	s. Eugène	S	13	s. Hippolyte	M	13	s. Maurille
J	14	Fête nationale	D	14	s. Eusèbe	M	14	Ex. S* Croix
V	15	s. Henri	L	15	ASSOMPTION	J	15	s. Nicomède.
S	16	s. Eustache	M	16	s. Roch	V	16	s* Lucie
D	17	s. Alexis	M	17	s. Mammès	S	17	s. Lambert
L	18	s. Frédéric	J	18	s* Hélène	D	18	s. Jean Chrys.
M	19	s. Vinc. de P.	V	19	s. Donatien	L	19	s. Janvier
M	20	s* Marguerite	S	20	s. Bernard	M	20	s. Eustache
J	21	s. Victor	D	21	s. Privat	M	21	s. Mathieu(QT
V	22	s* Madeleine	L	22	s. Symphorien	J	22	s. Maurice
S	23	s. Apollinaire	M	23	s* Sidonie	V	23	s* Thècle
D	24	*Jours Canic.*	M	24	s. Barthélemy	S	24	s. Andoche
L	25	s. Jacq., ap.	J	25	s. Louis, r.	D	25	s. Firmin
M	26	s* Anne	V	26	*Fin des J. C.*	L	26	s* Justine
M	27	s* Nathalie	S	27	s. Césaire	M	27	s. Côme, s. D.
J	28	s. Samson	D	28	s. Augustin	M	28	s. Céran, év.
V	29	s* Marthe	L	29	Décol. s. J.-B.	J	29	s. Michel
S	30	s. Abdon	M	30	s. Fiacre	V	30	s. Jérôme
D	31	s. Germ. l'A.	M	31	s. Raymond			

Une ou deux pilules de **Quassine Frémint** avant chaque repas donnent de l'appétit, augmentent l'assimilation des aliments et relèvent ainsi très rapidement les forces, tout en régularisant les fonctions digestives.

	En une fois	En 24 heures
Cantharides	0.06	0.25
Cantharidine	0.0002	0.001
Cascara Sagrada	0 25	2.00
Chloral hydraté	1.00	4.00
Chloral-uréthane	1.00	3.00
Chloroforme	X gouttes	LX gouttes
Chrysarobine	0.005	0.015
Ciguë pulv.	0.30	1.50
Cocaïne et sels	0.01	0.10
Codéine	0.01	0.15
Coloquinte pulv.	0.20	0.75
Conicine, cicutine	0.0005	0.002
Convallamarine	0.06	0.30
Cotoïne	0.08	0.50
Creoline	V gouttes	X gouttes
Créosote de hêtre	0.25	0.80
Croton (Huile de)	II gouttes	» »
Croton-chloral	1.00	4.00
Cyanure d'argent	0.005	0.02
— de mercure	0 03	0.10
— de potassium	0.01	0 04
Daturine	0.001	0.003
Digitale (prises)	0.30	1.00
— (infusion)	1.00	4.00

QUATRIÈME TRIMESTRE

OCTOBRE	NOVEMBRE	DÉCEMBRE
Les jours décroissent de 1 h. 44 m.	Les jours décroissent de 1 h. 18 m.	Les jours décroissent de 21 m.
P. L. le 6	P. L. le 4.	P. L. le 4.
D. Q. le 12.	D. Q. le 11.	D. Q. le 11.
N. L. le 20.	N. L. le 19.	N. L. le 19.
P. Q. le 28.	P. Q. le 27.	P. Q. le 26.

	OCTOBRE			NOVEMBRE			DÉCEMBRE
S	1 s. Remi, év.		M	1 TOUSSAINT		J	1 s. Éloi.
D	2 ss. Anges G.		M	2 *Trépassés*		V	2 s⁰ Aurélie.
L	3 s. Gérard		J	3 s. Hubert		S	3 s. Fr. Xavier
M	4 s. Franç. d'As.		V	4 s. Charles B.		D	4 s⁰ Barbe
M	5 s. Froilan		S	5 s. Lié		L	5 s. Sabas
J	6 s. Bruno		D	6 s. Léonard		M	6 s. Nicolas
V	7 s. Serge		L	7 s. Ernest		M	7 s⁰ Fare, v.
S	8 s⁰ Brigitte		M	8 s⁰⁰ Reliques		J	8 Concep. N.-D.
D	9 s. Denis, év.		M	9 s. Mathurin		V	9 s⁰ Léocadie
L	10 s. François B.		J	10 s Juste		S	10 s⁰ Eulalie
M	11 s. Gommer		V	11 s Martin		D	11 s. Daniel
M	12 s. Vilfrid		S	12 s. René		L	12 s. Maxence
J	13 s. Edouard		D	13 s. Brice, év.		M	13 s⁰ Luce
V	14 s. Calixte, p.		L	14 s. Vénéran		M	14 s. Nicaise *QT*
S	15 s⁰ Thérèse		M	15 s⁰ Eugénie		J	15 s. Mesmin
D	16 s. Gal, év.		M	16 s. Edme		V	16 s⁰ Adélaïde
L	17 s. Florentin		J	17 s. Agnan, év.		S	17 s. Lazare
M	18 s. Luc, év.		V	18 s. Odon		D	18 s. Gatien
M	19 s. Savinien		S	19 s⁰ Elisabeth		L	19 s. Meuris
J	20 s. Caprais		D	20 s. Edmond		M	20 s. Théophile.
V	21 s⁰ Ursule		L	21 Présent. N.-D.		M	21 s. Thomas
S	22 s. Mellon		M	22 s⁰ Cécile		J	22 s. Honorat
D	23 s. Hilarion		M	23 s. Clément		V	23 s⁰ Victoire
L	24 s. Magloire		J	24 s⁰ Flore		S	24 s. Delphin, *v. j.*
M	25 s. Crép., s. C.		V	25 s⁰ Catherine		D	25 NOEL
M	26 s. Rustique		S	26 s. Conrad		L	26 s. Etienne
J	27 s. Frumence		D	27 AVENT		M	27 s. Jean, év.
V	28 s. Simon, s. J.		L	28 s. Sosthènes		M	28 ss. Innocents
S	29 s. Narcisse		M	29 s. Saturnin		J	29 s. Marcel
D	30 s. Lucain		M	30 s. André		V	30 s. Sabin
L	31 s. Quentin, *v. j.*					S	31 s. Sylvestre

	En une fois	En 24 heures
Digitaline amorphe. . .	0.002	0.008
— cristallisée. .	0.0005	0.002
Eau de laurier cerise . .	4.00	12.00
Ellébore (blanc ou noir),	0.30	1.20
Elleboréine	0.03	0.12
Etoxycaféine.	0.60	2.00
Évonymine	0.50	1.00
Exalgine.	0.25	0.75
Extraits alcooliques.		
— d'aconit	0.05	0.20
— de belladone. .	0.05	0.20
— de cantharides .	0.02	0.06
— de colchique . .	0.10	0.40
— de noix vomique	0.05	0.25
Extraits aqueux.		
— d'aconit	0.20	0.80
— de belladone . .	0.12	0.36
— de cigüe. . . .	0.20	1.00
— de digitale . .	0.20	0.80
— de jusquiame. .	0.20	1.00
— de nicotiane . .	0.15	0.60
— d'opium	0.10	0.40
— de seigle ergoté	0.20	0.40
— de stramonium .	0.10	0.40

RENSEIGNEMENTS IMPORTANTS

Une cuillerée à café d'eau pèse. . .   4 gr.
Une cuillerée à soupe d'eau pèse . . 16 gr.
Une cuillerée à soupe de sirop pèse 24 gr.

20 gouttes des liquides suivants pèsent :

Eau distillée.	1	»
Eau sucrée de 10 à 40 0/0.	1	»
Sirop.	1	»
Solutions : Strychnine, Atropine. —		
Nitrate d'argent. — Sulfate de zinc.	1	»
Acide chlorhydrique.	1	»
— azotique	»	74
— sulfurique.	»	71
Alcool à 86°.	»	32
Ammoniaque	»	90
Ether sulfurique.	»	22
Chloroforme.	»	33
Laudanum, Sydenham et Rousseau. .	»	58
Teinture de belladone.	»	38
— de colchique	»	38
— de digitale.	»	31

Ce tableau indique qu'il n'y a pas de rapport entre le poids des gouttes d'un liquide et sa densité, parce que ce poids varie avec les différences de cohésion. — Ceci mérite, dans la pratique, une certaine attention.

		En une fois	En 24 heures
Extraits fluides :			
—	d'Andira inerm.	2.00	6.00
—	de Boldo.	1.00	3.00
—	de Cascara.	4.00	10 00
—	de Convallaria.	0.50	1.50
—	de Damiana.	5.00	20.00
—	de Grindelia rob.	3.00	20.00
—	d'Hamamelis	10.00	30.00
—	d'Hydrastis	2.50	10.00
—	de Kava-Kava.	0.60	2.00
—	de piscidia eryt.	5.00	15.00
Fève de s. Ig. pulv.		0.10	0.50
Formiate de mercure.		0.03	0.10
Fuschine.		0.20	0.50
Gaïacol		0.15	0.60
Gouttes am. Baumé.		V gouttes	XV gouttes
— noires angl.		V —	XV —
Haschischine.		0.10	0.20
Hélénine.		0.05	1.00

CAPSULES DARTOIS

Un grand nombre de médicaments sont préconisés contre la tuberculose, mais la plupart ne résistent pas à l'expérimentation et sont rapidement abandonnés. Un seul d'entre eux, à cause de ses propriétés balsamiques et antiseptiques, conserve sa place au premier rang : c'est la *Créosote de hêtre*. Les meilleurs médecins la prescrivent journellement contre la *phthisie*, le *catarrhe*, les *bronchites chroniques*, certaines *dyspepsies putrides* et le *diabète rebelle*.

La seule préoccupation du praticien est le choix de la meilleure préparation.

Les liquides créosotés sont d'un goût désagréable et fatiguent très rapidement le malade, inconvénient grave pour un traitement qui doit être généralement de longue durée. Les Capsules Dartois, de la grosseur d'une pilule ordinaire, sont prises facilement et bien tolérées, alors que les créosotes du commerce contiennent le plus souvent des huiles empyreumatiques nuisibles.

Chaque capsule renferme, sous une mince enveloppe de gomme et de sucre, cinq centigrammes de créosote pure de hêtre dissoute dans vingt centigrammes d'huile de foie de morue, quantité suffisante pour éviter toute action caustique.

Les doses sont de 2 à 4 à chaque repas.

Le flacon : 3 francs dans toutes les pharmacies

	En une fois	En 24 heures
Hydroquinone	0.80	1.50
Hypnone	0.50	1.50
Huile de Croton	II goutte	» »
Ichthyol	1.00	4.00
Iodoforme	0.10	0.10
Iodol	0.20	1.00
Iodure d'argent	0.01	0·06
Iodure d'arsenic	0.01	0.03
Iodure d'éthyle	XX gouttes	L gouttes
Ipecacuanta pulv	2.00	4 00
Iridine	0.20	0.50
Jalap pulvérisé	2.00	4.00
— résine	0.40	0.80
Jusquiame (feuille)	0.30	2.00
— (semence)	0.25	1.00
Kairine	1.00	4.00
Kermès minéral	0.25	1.50
Laudanum Rousseau	0.25	1 00
— Sydenham	1.00	4.00

QUASSINE FRÉMINT

La Quassine est un tonique amer, sialagogue, apéritif, diurétique, très efficace contre *dyspepsie atonique, chlorose, débilité générale, inappétence, irrégularité des fonctions digestives, coliques hépatiques et néphrétiques, engorgements glandulaires ou pleurétiques, obstructions intestinales, constipation,* etc. A cause de son extrême amertume, la Quassine ne peut être administrée que sous la forme pilulaire. — Les pilules Frémint, exactement dosées, contiennent chacune deux centigrammes de quassine amorphe. A la dose de 1 ou 2 pilules avant chaque repas, ces pilules réveillent l'appétit et relèvent plus rapidement les forces que les reconstituants ordinaires, notamment chez les vieillards et les convalescents.

Le flacon : 3 francs

dans toutes les pharmacies

	En une fois	En 24 heures
Liqueur Fowler	V gouttes	X gouttes
— Pearson	XX gouttes	L gouttes
Menthol	1.00	5.00
Méthylal	3.00	8.00
Morphine et sels	0.03	0.10
Naphtaline	1.00	4.00
Naphtol	1.00	4.00
Nitrate d'argent	0.05	0.20
Nitroglycérine	0.001	0 005
Noix vomique pulv.	0.12	0.40.
Opium brut	0.12	0.40
Oxalate de potasse	0.50	1.50
Oxyde blanc d'antim.	0.05	0.30
Paraldéhyde	4.00	»»
Parthénine	0.20	1.00
Pepsine amylacée	0.50	1.50

	En une fois	En 24 heures
Pepton. de mercure	0.03	0.10
Phenate —	0 03	0 10
Phenacetine, Phénédine	0.20	0.80
Phosphore	0.001	0.005
Picrotoxine	0.005	0.02
Pipérine	0.60	1.20
Podophylline	0.02	0.06
Poudre Dower	1.25	4.00
Proto-iodure de merc.	0.05	0.20
Quassine amorphe	0.02	0.60
Résorcine	0.30	1.00
Salicine	2.00	10.00
Salicylate de mercure	0.03	0.10
Salypirine	0.75	1.60
Salol	2.00	10.00
Santonine	0.10	0.50
Scammonée	1.00	2.50
Seigle ergoté	0.60	2 40
Solanine	0,10	0 50
Somnal	XX gouttes	L gouttes

	En une fois	En 24 heures
Stramonium, feuilles	0.25	1.00
Strychnine et ses sels	0.001	0.02
Sulfate de cuivre	0.10	0 40
— — duboisine	0.001	0.003
— d'hyosciamine	0.001	0.003
— de pelletierine	0.50	« «
Sulfate de spartéine	0.03	0.10
— — de zinc	0.50	1.00
Strophantine et ses sels	0.0005	0 003
Sulfonal	4.00	8.00
Sulfure de carbone	X gouttes	L gouttes

	En une fois	En 24 heures
Tannate de Cannabine	0.10	0.20
— pelletierine	0.50	« «
Tartre stibié	0.25	1.00
Teinture d'aconit	1.00	4.00
— d'anémone pul.	1.00	4.00
— de belladone	0.50	1.60
— de cantharides	0.60	2.40
Teinture de cigüe	1.00	4.00
— colch.(sem.)	1.00	4.00
— coloquinte	1.00	4.00
— digitale	1.00	4.00
— lobélie	1.00	5 00

	En une fois	En 24 heures
Teinture d'iode	0.30	1.20
— de noix vomiq.	0.60	2.00
— de stramon.	0.60	2.00
— d'opium	0.50	1.50
— de stroph.1/50.	0.40	0.80
Terpine	0.50	1.50
Terpinol	0.30	1.00
Théobromine	0.50	1.00
Tribromure d'allyle	VIII gouttes	XL gouttes
Trichlorure de carbone	0.50	2.00
Turbith minéral	0.05	0.10
Uréthane	3.00	10.00
Vératrine	0.005	0.03

————

NOTA. — Lorsqu'on emploiera la méthode hypodermique, prendre environ le quart des doses ci-dessus.

Paris. — Imp. V. Goupy et Jourdan, rue de Rennes, 71.

TABLE DE SOLUBILITÉ d'un certain nombre de médicaments

POUR DISSOUDRE UNE PARTIE DE	IL EST NÉCESSAIRE D'EMPLOYER			
	EAU A 15°	ALCOOL A 90°	ÉTHER	GLYCÉRINE
Acide benzoïque	400	2,40	3,18	10
— borique..	30	16	peu soluble	10
— phénique..	16	toute proportion	toute proportion	très soluble
— salicylique	413	2,37	1.98	peu soluble
Alun.. . , ...	12	insoluble	insoluble	3
Antipyrine.	2	1	50	soluble
Arséniate de soude. . .	4	60	peu soluble	2
Azotate d'argent	1	10	insoluble	toute proportion
Benzoate de soude . . .	2	15	insoluble	15
— de lithine. . .	4	10	insoluble	peu soluble
Borate de soude	22	insoluble	insoluble	2
Bromure de potassium..	1,6	peu soluble	insoluble	4
Bromhydrate de quinine.	100	. . . . .	. . . . .	. . . . .
Caféine	50	25	300	peu soluble
Carbonate de soude (bi-).	13	insoluble	insoluble	13
Chlorate de potasse. . .	17	insoluble	insoluble	30
Chlorydrate de morph..	20	50	insoluble	5
Chloroforme	100	toute proportion	toute proportion	insoluble
Chloral hydraté..	très soluble	très soluble	très soluble	très soluble
Codéine.	60	très soluble	très soluble	toute proportion
Créosote.	90	toute proportion	toute proportion	peu soluble
Émétique..	12	insoluble	insoluble	20
Ether officinal	9	toute proportion	. . . . . .	insoluble
Iode.	7000	12	20	53
Iodoforme	insoluble	80	8	insoluble
Iodure de potassium..	0.71	18	insoluble	2,50
Naphtol	2000	très soluble	très soluble	100
Permanganate de potasse.	15	décomposé	insoluble	décomposé
Salol..	insoluble	20	10	insoluble
Sulfate de magnésie. . .	1	insoluble	insoluble	soluble
— de potasse. . . .	10	insoluble	insoluble	soluble
— de quinine. . . .	755	80 (alcool à 80°)	insoluble	40
— de soude	3	insoluble	insoluble	0,86
Sulfonal	500	100	insoluble	peu soluble
Tannin.	6	0,6	peu soluble	2
Valérianate d'ammon. .	très soluble	très soluble	très soluble	soluble
— de quinine.	110	6	très peu soluble	très peu soluble

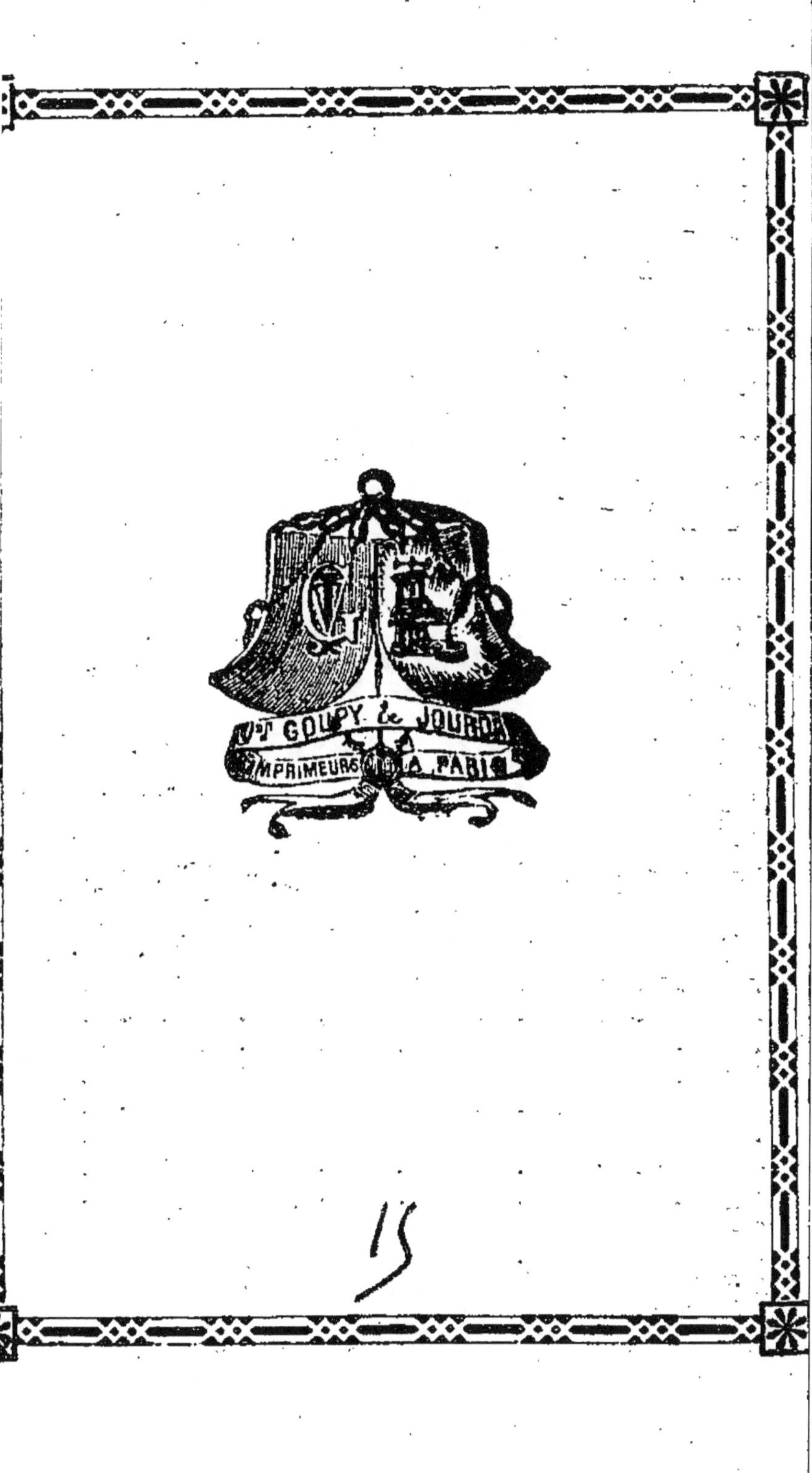

Vve GOUPY & JOURDAN, IMPRIMEURS A PARIS.